再生障碍性贫血标准数据集
（2020 版）

U0227166

主　　编　　张凤奎

组织编写　　中国医学科学院血液病医院

　　　　　　（中国医学科学院血液学研究所）

　　　　　　国家血液系统疾病临床医学研究中心

　　　　　　实验血液学国家重点实验室

　　　　　　中国血液病专科联盟

图书在版编目（CIP）数据

再生障碍性贫血标准数据集：2020版 / 张凤奎主编；中国医学科学院血液病医院（中国医学科学院血液学研究所）等组织编写 . —北京：科学技术文献出版社，2020.11

ISBN 978-7-5189-7292-0

Ⅰ.①再… Ⅱ.①张… ②中… Ⅲ.①再生障碍性贫血—诊疗—规范 Ⅳ.① R556.5-65

中国版本图书馆 CIP 数据核字（2020）第 213877 号

再生障碍性贫血标准数据集（2020 版）

策划编辑：付秋玲　责任编辑：李　丹　何惠子　责任校对：王瑞瑞　责任出版：张志平

出 版 者	科学技术文献出版社	
地　　址	北京市复兴路 15 号　邮编 100038	
编 务 部	（010）58882938，58882087（传真）	
发 行 部	（010）58882868，58882870（传真）	
邮 购 部	（010）58882873	
官 方 网 址	www.stdp.com.cn	
发 行 者	科学技术文献出版社发行　全国各地新华书店经销	
印 刷 者	北京地大彩印有限公司	
版　　次	2020 年 11 月第 1 版　2020 年 11 月第 1 次印刷	
开　　本	787×1092　1/16	
字　　数	64 千	
印　　张	4	
书　　号	ISBN 978-7-5189-7292-0	
定　　价	38.00 元	

再生障碍性贫血数据标准工作组成员

中医学科学院血液病医院（中国医学科学院血液学研究所）　张凤奎

中医学科学院血液病医院（中国医学科学院血液学研究所）　张　莉

中医学科学院血液病医院（中国医学科学院血液学研究所）　赵　馨

中医学科学院血液病医院（中国医学科学院血液学研究所）　彭广新

中医学科学院血液病医院（中国医学科学院血液学研究所）　李　园

中医学科学院血液病医院（中国医学科学院血液学研究所）　鲍本琳

中医学科学院血液病医院（中国医学科学院血液学研究所）　王慧君

中医学科学院血液病医院（中国医学科学院血液学研究所）　孙　琦

中医学科学院血液病医院（中国医学科学院血液学研究所）　朱国庆

―――― **致 谢** ――――

医渡云（北京）技术有限公司
以下工作组成员对数据集提供的技术支持

张实 / 林琳 / 梁轩 / 林健 / 刘水清 / 满贞 / 周印 / 杜梦玲 / 李潇 / 范梦洁 / 尹志群

前　言 ■

　　再生障碍性贫血，简称再障，是由多种原因导致的骨髓衰竭综合征，表现为患者造血干祖细胞池萎缩、骨髓造血红髓减少、脂肪化、外周血呈全血细胞减少的综合征。临床主要表现为进行性贫血、感染和出血。再障较为罕见，在我国年发病率约为 0.74/10 万，在欧美国家的发病率低于亚洲地区，仅约为 0.2/10 万。研究表明，该病以 15~25 岁人群及 60 岁以上人群发病率为高，其中非重型再障病程迁延，难以治愈，严重影响患者生活质量，而重型再障临床表现为严重贫血、危及生命的感染和出血致死风险较高。目前我们尚未能掌握再障的流行规律，也没有明确有效的防控策略。随着信息技术的飞速发展，医学大数据技术已经在许多疾病的诊断和治疗中发挥了重要作用，通过强大的信息整合和数据挖掘能力，从真实世界数据中探索学科规律。目前，国外已有包括 SEER 多瘤病种数据库、TCGA 癌症基因信息数据库、欧洲 ACCENT 结直肠癌数据中心、欧洲 EBMT Registries 血液与骨髓移植协会注册数据库等全球性的肿瘤大数据中心，这些医学大数据平台可以帮助医生总结经验，提升疾病的诊治水平，达到精准治疗的目的。但尚未有可检索的全国性的肿瘤学科单一病种的大数据中心。

　　临床学者在开展真实世界研究的过程中，会面临诸多困难和挑战。例如，数据散落在医疗各个系统中，数据可及性和质量堪忧，查找困难，人工录入过程烦琐且错误率高，且不同医院使用的医疗信息系统提供者达

300 多家，数据结构和标准尚待统一，不同医疗单位之间难以实现真正有效的数据共享和复用，形成一个个"信息孤岛"，导致这些宝贵的医学资料无法有效地整合利用，无法发挥其潜在的巨大医疗价值。

在术语体系方面，虽然我国自 2002 年开始已采用了国际疾病编码和国际手术编码，但这两大术语还不足以覆盖医疗记录中所有临床信息，且目前较为广泛采用的医学系统命名法——临床术语（SNOMED CT），统一医学语言系统（UMLS），以及医学语言、百科全书与术语命名通用架构（GALEN）等在中国并不适用。在如今精准医学飞速发展的年代，建立规范统一的标准术语体系、打破大数据时代的壁垒迫在眉睫。

将分散于不同信息系统中的临床信息通过数据采集、清洗、重构、存储、整合形成可利用的数据库，有利于数据的深度挖掘、综合利用。在我国药品临床试验管理规范（GCP）平台课题的支持下，中国医学科学院血液病医院依托国家血液临床研究中心和中国血液病专科联盟，并基于相关术语规范、再障相关指南文献及专家共识等，建立基于中国的再生障碍性贫血标准数据集，为后续建立可利用的数据库开展多项真实世界多中心研究奠定了基础。

张凤奎

目 录

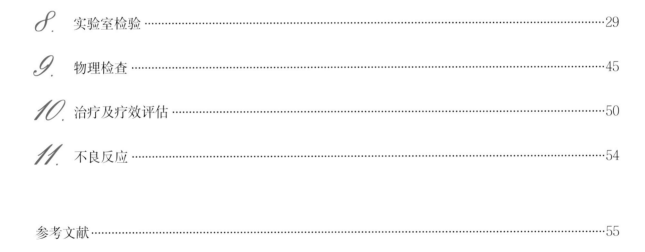

1. 患者人口学信息

模块名称	参考标准
1. 患者人口学信息	国家卫生行业标准 WS 445.10—2014 电子病历住院病案首页[4] EBMT Registry data collection forms[1]

序号	数据元名称	值域 / 数据类型	数据加工类型
1.1	本人姓名	文本	映射
1.2	性别	男性，女性，未知	映射
1.3	民族	中国各民族名称	映射
1.4	国籍	国籍名称	映射
1.5	出生日期	YYYY-MM-DD	映射
1.6	职业类别	职业分类与代码	映射
1.7	本人电话	文本	映射
1.8	籍贯省（区，市）	中国行政区划省市名称	映射
1.9	籍贯市	文本	映射

序号	数据元名称	值域／数据类型	数据加工类型
1.10	ABO 血型	A，B，AB，O，未查	映射
1.11	RH 血型	阳性，阴性，未查	映射
1.12	病案号码	文本	映射
1.13	是否死亡	是，否，未知	映射
1.14	死亡时间	YYYY-MM-DD	映射
1.15	住院号	文本	映射
1.16	门诊编号	文本	映射
1.17	婚姻状况	未婚，已婚，离异，丧偶，其他	映射
1.18	身份证号	文本	映射
1.19	出生地	文本	映射
1.20	户口地址	文本	映射
1.21	现住址	文本	映射
1.22	现住址邮编	文本	映射
1.23	工作单位	文本	映射
1.24	工作单位地址	文本	映射

序号	数据元名称	值域／数据类型	数据加工类型
1.25	工作单位电话	文本	映射
1.26	工作单位邮编	文本	映射
1.27	联系人姓名	文本	映射
1.28	联系人关系	文本	映射
1.29	联系人地址	文本	映射
1.30	联系人电话	文本	映射
1.31	健康卡号	文本	映射
1.32	医疗付费方式	城镇职工基本医疗保险，城镇居民基本医疗保险，新型农村合作医疗，贫困救助，商业医疗保险，全公费，全自费，其他社会保险，其他	映射

2. 就诊信息

模块名称	参考标准
2. 就诊信息	国家卫生行业标准 WS 445.10—2014 电子病历住院病案首页[4]

序号	数据元名称	值域 / 数据类型	数据加工类型
2.1	就诊类型	门诊，急诊，住院	映射
2.2	就诊／入院日期	YYYY-MM-DD	映射
2.3	就诊／入院科室	文本	映射
2.4	入院途径	门诊，急诊，其他医疗机构转入，其他	映射
2.5	就诊年龄（岁）	数值	逻辑计算
2.6	主要诊断	文本	映射
2.7	主要诊断 ICD10 名称	文本	映射
2.8	主要诊断 ICD10 编码	文本	映射
2.9	参加临床研究	是，否	映射

序号	数据元名称	值域／数据类型	数据加工类型
2.10	研究方案号	文本	映射
2.11	入组日期	YYYY-MM-DD	映射
2.12	出组日期	YYYY-MM-DD	映射
2.13	出院日期	YYYY-MM-DD	映射
2.14	出院科室	文本	映射
2.15	离院方式	医嘱离院,医嘱转院,医嘱转社区／乡镇卫生院,非医嘱离院,死亡,其他	映射
2.16	转归情况	文本	映射
2.17	主治医师	文本	映射
2.18	住院总费用	文本	映射
2.19	住院次数	数值	映射

3. 一诉五史

模块名称	参考标准
3. 一诉五史	国家卫生行业标准 WS 445.10—2014 电子病历入院记录 [4] 再生障碍性贫血诊断与治疗中国专家共识（2017 年版）[5] BCSH Guidelines for the diagnosis and management of adult aplastic anaemia（Version 2015）[14]

序号	子模块	数据元名称	值域 / 数据类型	数据加工类型
3.1	主诉	检查日期	YYYY-MM-DD	映射
3.2	主诉	主诉	文本	映射
3.3	主诉	首发表现	文本	结构化 + 归一
3.4	主诉	首发时间	YYYY-MM-DD	结构化 + 归一
3.5	主诉	病史长度（月）	文本	映射
3.6	现病史	转氨酶增高	是，否	结构化
3.7	现病史	胆红素增高	是，否	结构化
3.8	现病史	环孢素	是，否	结构化

序号	子模块	数据元名称	值域 / 数据类型	数据加工类型
3.9	现病史	环孢素使用时长（月）	文本	结构化
3.10	现病史	艾曲波帕	是，否	结构化
3.11	现病史	艾曲波帕使用时长（月）	文本	结构化
3.12	现病史	艾曲波帕使用剂量	文本	结构化
3.13	现病史	TPO	是，否	结构化
3.14	现病史	TPO 使用时长（月）	文本	结构化
3.15	现病史	TPO 使用剂量	文本	结构化
3.16	现病史	是否皮肤、结膜苍白	是，否	结构化
3.17	现病史	是否感染	是，否	结构化
3.18	现病史	感染部位	文本	映射
3.19	现病史	感染类型	细菌，真菌，未知	结构化
3.20	现病史	是否出血	是，否	结构化
3.21	现病史	出血部位	皮肤，黏膜，内脏	结构化
3.22	现病史	是否输血支持	是，否	结构化
3.23	现病史	输血类型	血小板，红细胞	结构化
3.24	现病史	输血剂量	文本	映射

序号	子模块	数据元名称	值域／数据类型	数据加工类型
3.25	现病史	是否妊娠	是，否	结构化
3.26	现病史	孕期	文本	映射
3.27	既往史	是否有手术史	是，否	结构化
3.28	既往史	是否有放疗史	是，否	结构化
3.29	既往史	是否有化疗史	是，否	结构化
3.30	既往史	是否有既往疾病史	是，否	结构化
3.31	既往史	是否有传染病史	是，否	结构化
3.32	既往史	既往传染病名称	文本	结构化＋归一
3.33	既往史	是否有过敏史	是，否	结构化
3.34	既往史	过敏原名称	文本	结构化＋归一
3.35	既往史	是否有输血史	是，否	结构化
3.36	既往史	是否有外伤史	是，否	结构化
3.37	既往史	是否有高血压	是，否	结构化
3.38	既往史	是否有糖尿病	是，否	结构化
3.39	既往史	是否有冠心病	是，否	结构化
3.40	既往史	是否有肝炎	是，否	结构化

序号	子模块	数据元名称	值域／数据类型	数据加工类型
3.41	既往史	是否有结核	是，否	结构化
3.42	既往史	是否有躯体畸形	是，否	结构化
3.43	既往史	既往疾病名称	文本	结构化＋归一
3.44	个人史	检查日期	YYYY-MM-DD	映射
3.45	个人史	个人史	文本	映射
3.46	个人史	是否有毒物接触史	是，否	结构化
3.47	个人史	是否有苯接触史	是，否	结构化
3.48	个人史	是否有疫区接触史	是，否	结构化
3.49	个人史	是否有放射性物质接触史	是，否	结构化
3.50	个人史	是否有化学毒物接触史	是，否	结构化
3.51	个人史	是否吸烟	是，否	结构化
3.52	个人史	日吸烟量（支／天）	数值	结构化
3.53	个人史	烟龄（年）	数值	结构化
3.54	个人史	是否戒烟	是，否	结构化
3.55	个人史	戒烟年数（年）	数值	结构化
3.56	个人史	是否饮酒	是，否	结构化

续表

序号	子模块	数据元名称	值域／数据类型	数据加工类型
3.57	个人史	日饮酒量（克／天）	数值	结构化
3.58	个人史	酒龄（年）	数值	结构化
3.59	个人史	是否戒酒	是，否	结构化
3.60	个人史	戒酒年数（年）	数值	结构化
3.61	家族史	检查日期	YYYY-MM-DD	映射
3.62	家族史	家族史	文本	映射
3.63	家族史	是否有疾病家族史	是，否	结构化
3.64	家族史	疾病家族史信息 - 疾病名称	文本	结构化 + 归一
3.65	家族史	疾病家族史信息 - 亲属关系	文本	结构化 + 归一
3.66	家族史	是否有血液病家族史	是，否	结构化
3.67	家族史	血液病家族史 - 疾病名称	文本	结构化 + 归一
3.68	家族史	血液病家族史 - 患病年龄（岁）	数值	结构化
3.69	家族史	血液病家族史 - 亲属关系	文本	结构化 + 归一
3.70	家族史	是否有遗传病家族史	是，否	结构化
3.71	家族史	遗传病家族史 - 疾病名称	文本	结构化 + 归一
3.72	家族史	遗传病家族史 - 患病年龄（岁）	数值	结构化

序号	子模块	数据元名称	值域／数据类型	数据加工类型
3.73	家族史	遗传病家族史－亲属关系	文本	结构化＋归一
3.74	月经孕产史	检查日期	YYYY-MM-DD	映射
3.75	月经孕产史	月经初潮年龄（岁）	数值	结构化
3.76	月经孕产史	经期最长天数（天）	数值	结构化
3.77	月经孕产史	经期最短天数（天）	数值	结构化
3.78	月经孕产史	是否痛经	是，否	结构化
3.79	月经孕产史	月经是否规律	是，否	结构化
3.80	月经孕产史	末次月经日期	YYYY-MM-DD	结构化
3.81	月经孕产史	是否绝经	是，否	结构化
3.82	月经孕产史	绝经年龄（岁）	数值	结构化
3.83	月经孕产史	流产次数（次）	数值	结构化
3.84	月经孕产史	生育个数（个）	数值	结构化
3.85	月经孕产史	活胎次数（次）	数值	结构化
3.86	月经孕产史	怀孕次数（次）	数值	结构化

4. 体格检查

模块名称	参考标准
4. 体格检查	国家卫生行业标准 WS 445.10—2014 电子病历入院记录 [11] ECOG/KPS Scoring [7]

序号	子模块	数据元名称	值域／数据类型	数据加工类型
4.1	体格检查	检查日期	YYYY-MM-DD	映射
4.2	体格检查	体格检查	文本	映射
4.3	体格检查	入院体温（摄氏度）	数值	结构化
4.4	体格检查	入院收缩压（mmHg）	数值	结构化
4.5	体格检查	入院舒张压（mmHg）	数值	结构化
4.6	体格检查	入院呼吸频率（次／分）	数值	结构化
4.7	体格检查	入院脉率（次／分）	数值	结构化
4.8	体格检查	入院心率（次／分）	数值	结构化
4.9	体格检查	入院身高（cm）	数值	结构化

序号	子模块	数据元名称	值域／数据类型	数据加工类型
4.10	体格检查	入院体重（kg）	数值	结构化
4.11	体格检查	入院体重指数（BMI）	数值	逻辑计算
4.12	体格检查	入院体表面积（BSA）	数值	逻辑计算
4.13	体格检查	是否淋巴结肿大	是，否	结构化
4.14	体格检查	淋巴结肿大部位	文本	结构化＋归一
4.15	体格检查	淋巴结边界	文本	结构化＋归一
4.16	体格检查	淋巴结活动度	文本	结构化＋归一
4.17	体格检查	出血症状	文本	结构化＋归一
4.18	体格检查	苍白部位	文本	结构化＋归一
4.19	体格检查	是否有全身浅表淋巴结肿大	是，否	结构化
4.20	体格检查	是否肝大	是，否	结构化
4.21	体格检查	是否脾大	是，否	结构化
4.22	体格检查	肝大程度	文本	结构化＋归一
4.23	体格检查	脾大程度	文本	结构化＋归一
4.24	生命体征	检查日期	YYYY-MM-DD	映射

续表

序 号	子模块	数据元名称	值域 / 数据类型	数据加工类型
4.25	生命体征	收缩压（mmHg）	数值	映射
4.26	生命体征	舒张压（mmHg）	数值	映射
4.27	生命体征	呼吸频率（次 / 分）	数值	映射
4.28	生命体征	心率（次 / 分）	数值	映射
4.29	生命体征	体温（住院期间每日体温）	数值	映射
4.30	生命体征	身高（cm）	数值	映射
4.31	生命体征	体重（kg）	数值	映射
4.32	生命体征	体重指数（BMI）	数值	逻辑计算
4.33	生命体征	体表面积（BSA）	数值	逻辑计算
4.34	体能评分	ECOG 评分	数值	结构化 + 归一

5. 诊断

模块名称	参考标准
5. 诊断	再生障碍性贫血诊断与治疗中国专家共识（2017 年版）[5] BCSH Guidelines for the diagnosis and management of adult aplastic anaemia（Version 2015）[14] ICD10 [6]

序号	子模块	数据元名称	值域 / 数据类型	数据加工类型
5.1	全部诊断	诊断时间	YYYY-MM-DD	映射
5.2	全部诊断	诊断名称	文本	映射
5.3	全部诊断	ICD10 诊断名称	文本	映射
5.4	全部诊断	ICD10 诊断编码	文本	映射
5.5	全部诊断	诊断顺位	数值	映射
5.6	全部诊断	诊断来源	门诊，急诊，入院，出院	映射
5.7	再障诊断	诊断日期	YYYY-MM-DD	映射
5.8	再障诊断	诊断类型	门诊，急诊，入院，出院	映射

序 号	子模块	数据元名称	值域／数据类型	数据加工类型
5.9	再障诊断	诊断名称	文本	映射
5.10	再障诊断	特殊类型	肝炎相关，妊娠相关，伴 PNH 克隆，染色体异常	结构化＋归一
5.11	再障诊断	再障分型	极重型再障（VSAA），重型再障（SAA），非重型再障（NSAA），输血依赖再障（TD-NSAA）	结构化＋归一

6. 再障诊断基本血液学检查

模块名称	参考标准
6. 再障诊断基本血液学检查	再生障碍性贫血诊断与治疗中国专家共识（2017 年版）[5] BCSH Guidelines for the diagnosis and management of adult aplastic anaemia（Version 2015）[14]

序号	子模块	数据元名称	值域 / 数据类型	数据加工类型
6.1	外周血细胞分析	检验日期	YYYY–MM–DD	映射
6.2	外周血细胞分析	白细胞计数（WBC#）	数值	映射
6.3	外周血细胞分析	红细胞计数（RBC#）	数值	映射
6.4	外周血细胞分析	平均红细胞体积（MCV）	数值	映射
6.5	外周血细胞分析	平均红细胞血红蛋白浓度（MCHC）	数值	映射
6.6	外周血细胞分析	平均红细胞血红蛋白含量（MCH）	数值	映射
6.7	外周血细胞分析	红细胞体积分布宽度 CV（RDW–CV）	数值	映射
6.8	外周血细胞分析	红细胞体积分布宽度 SD（RDW–SD）	数值	映射
6.9	外周血细胞分析	淋巴细胞百分比（Lymph%）	数值	映射

序号	子模块	数据元名称	值域／数据类型	数据加工类型
6.10	外周血细胞分析	淋巴细胞计数（Lymph#）	数值	映射
6.11	外周血细胞分析	单核细胞百分比（Mono%）	数值	映射
6.12	外周血细胞分析	单核细胞计数（Mono#）	数值	映射
6.13	外周血细胞分析	中性粒细胞百分比（Neut%）	数值	映射
6.14	外周血细胞分析	中性粒细胞计数（Neut#）	数值	映射
6.15	外周血细胞分析	红细胞比容（Hct）	数值	映射
6.16	外周血细胞分析	嗜酸性粒细胞百分比（Eos%）	数值	映射
6.17	外周血细胞分析	嗜碱性粒细胞百分比（Baso%）	数值	映射
6.18	外周血细胞分析	嗜酸性粒细胞计数（Eos#）	数值	映射
6.19	外周血细胞分析	嗜碱性粒细胞计数（Baso#）	数值	映射
6.20	外周血细胞分析	血红蛋白（Hb）	数值	映射
6.21	外周血细胞分析	血小板计数（PLT#）	数值	映射
6.22	外周血细胞分析	平均血小板体积（MPV）	数值	映射
6.23	外周血细胞分析	血小板分布宽度（PDW）	数值	映射
6.24	外周血细胞分析	血小板比容	数值	映射
6.25	外周血细胞分析	大血小板百分比（P-LCR%）	数值	映射

续表

序号	子模块	数据元名称	值域／数据类型	数据加工类型
6.26	外周血细胞分析	网织红细胞百分比（RET%）	数值	映射
6.27	外周血细胞分析	网织红细胞绝对值（RET#）	数值	映射
6.28	外周血细胞分析	网织红细胞血红蛋白含量（CHr）	数值	映射
6.29	外周血细胞分析	未成熟网织红细胞比率（IRF）	数值	映射
6.30	外周血细胞分析	低荧光强度网织红细胞百分比(LFR%)	数值	映射
6.31	外周血细胞分析	中荧光强度网织红细胞百分比（MFR%）	数值	映射
6.32	外周血细胞分析	高荧光强度网织红细胞百分比（HFR%）	数值	映射
6.33	外周血细胞分析	网织红细胞血红蛋白含量（CHR-Hb）	数值	映射
6.34	骨髓形态报告	检查日期	YYYY-MM-DD	映射
6.35	骨髓形态报告	检查报告日期	YYYY-MM-DD	映射
6.36	骨髓形态报告	取材部位	文本	映射
6.37	骨髓形态报告	骨髓增生程度	极度活跃（Ⅰ级），明显活跃（Ⅱ级），活跃（Ⅲ级），减低（Ⅳ级），极度减低（Ⅴ级）	结构化＋归一
6.38	骨髓形态报告	形态描述	文本	映射
6.39	骨髓形态报告	结论	文本	映射

序号	子模块	数据元名称	值域／数据类型	数据加工类型
6.40	骨髓形态报告	疗效评价	文本	映射
6.41	骨髓形态报告	细胞名称	粒细胞系统，红细胞系统，淋巴细胞系统，单核细胞系统，浆细胞系统，巨核细胞系统，其他细胞	结构化＋归一
6.42	骨髓形态报告	检查结果	数值	映射
6.43	骨髓形态检查结果	报告时间	YYYY-MM-DD	映射
6.44	骨髓形态检查结果	细胞名称	文本	映射
6.45	骨髓形态检查结果	检查结果	文本	映射
6.46	骨髓形态检查结果	骨髓小粒	是，否	结构化
6.47	骨髓形态检查结果	骨髓油滴	是，否	结构化
6.48	骨髓形态检查结果	原始红细胞	数值	映射
6.49	骨髓形态检查结果	早幼红细胞	数值	映射
6.50	骨髓形态检查结果	中幼红细胞	数值	映射
6.51	骨髓形态检查结果	晚幼红细胞	数值	映射
6.52	骨髓形态检查结果	原始细胞	数值	映射
6.53	骨髓形态检查结果	原始粒细胞	数值	映射

序号	子模块	数据元名称	值域／数据类型	数据加工类型
6.54	骨髓形态检查结果	早幼粒细胞	数值	映射
6.55	骨髓形态检查结果	中幼粒细胞	数值	映射
6.56	骨髓形态检查结果	晚幼粒细胞	数值	映射
6.57	骨髓形态检查结果	杆状核粒细胞	数值	映射
6.58	骨髓形态检查结果	分叶核粒细胞	数值	映射
6.59	骨髓形态检查结果	淋巴细胞	数值	映射
6.60	骨髓形态检查结果	浆细胞	数值	映射
6.61	骨髓形态检查结果	巨核细胞数	文本	结构化
6.62	骨髓形态检查结果	骨髓小粒造血细胞面积	数值	映射
6.63	骨髓组织病理学检查	检查日期	YYYY-MM-DD	映射
6.64	骨髓组织病理学检查	骨髓侵犯	是，否	结构化
6.65	骨髓组织病理学检查	病理号	文本	映射
6.66	骨髓组织病理学检查	检查名称	文本	映射
6.67	骨髓组织病理学检查	细胞面积	数值	结构化
6.68	骨髓组织病理学检查	HE 及 PAS 染色	文本	结构化
6.69	骨髓组织病理学检查	原始细胞	文本	结构化

序号	子模块	数据元名称	值域／数据类型	数据加工类型
6.70	骨髓组织病理学检查	淋巴细胞	文本	结构化
6.71	骨髓组织病理学检查	浆细胞	文本	结构化
6.72	骨髓组织病理学检查	巨核细胞	文本	结构化
6.73	骨髓组织病理学检查	网状纤维	文本	结构化
6.74	骨髓组织病理学检查	诊断结果	文本	结构化
6.75	骨髓组织病理学检查	疗效评价	文本	结构化
6.76	骨髓组织病理学检查	骨髓增生	数值	结构化＋归一
6.77	PNH 克隆检测	检验日期	YYYY-MM-DD	映射
6.78	PNH 克隆检测	CD59	数值	映射
6.79	PNH 克隆检测	CD55	数值	映射
6.80	PNH 克隆检测	FLAER	数值	映射
6.81	PNH 克隆检测	Ⅱ型红细胞（CD59 部分缺失）	数值	映射
6.82	PNH 克隆检测	Ⅲ型红细胞（CD59 完全缺失）	数值	映射
6.83	PNH 克隆检测	红细胞 PNH 克隆大小	数值	映射
6.84	PNH 克隆检测	粒细胞 PNH 克隆大小	数值	映射
6.85	PNH 克隆检测	单核细胞 PNH 克隆大小	数值	映射

序号	子模块	数据元名称	值域／数据类型	数据加工类型
6.86	PNH 克隆检测	PNH 克隆检测结论	文本	映射
6.87	免疫组织化学染色（CD41）	检验日期	YYYY-MM-DD	映射
6.88	免疫组织化学染色（CD41）	正常巨核细胞－骨髓	数值	映射
6.89	免疫组织化学染色（CD41）	双核巨核细胞－骨髓	数值	映射
9.90	免疫组织化学染色（CD41）	多核巨核细胞－骨髓	数值	映射
6.91	免疫组织化学染色（CD41）	大单元核小巨核细胞－骨髓	数值	映射
6.92	免疫组织化学染色（CD41）	单元核小巨核细胞－骨髓	数值	映射
6.93	免疫组织化学染色（CD41）	双元核小巨核细胞－骨髓	数值	映射
6.94	免疫组织化学染色（CD41）	多元核小巨核细胞－骨髓	数值	映射
6.95	免疫组织化学染色（CD41）	淋巴样小巨核细胞－骨髓	数值	映射
6.96	免疫组织化学染色（CD41）	全片巨核－骨髓	数值	映射
6.97	既往染色体核型	检查日期	YYYY-MM-DD	结构化
6.98	既往染色体核型	标本类型	骨髓，外周血，脑脊液，淋巴结	结构化＋归一
6.99	既往染色体核型	染色体核型是否正常	是，否，未知	结构化
6.100	既往染色体核型	染色体核型结果	文本	结构化＋归一
6.101	染色体核型分析	检查日期	YYYY-MM-DD	映射

序号	子模块	数据元名称	值域／数据类型	数据加工类型
6.102	染色体核型分析	标本类型	骨髓，外周血，脑脊液，淋巴结	映射
6.103	染色体核型分析	检验套餐名称	文本	映射
6.104	染色体核型分析	核型结果	文本	映射
6.105	染色体核型分析	结论	文本	映射
6.106	染色体核型分析	是否染色体核型异常	是，否，未知	结构化
6.107	染色体核型分析	异常核型	文本	结构化＋归一
6.108	免疫细胞组化染色	检验日期	YYYY–MM–DD	映射
6.109	细胞组化染色	有核红 PAS 染色阳性率 – 骨髓	数值	映射
6.110	细胞组化染色	有核红 PAS 染色阳性指数 – 骨髓	数值	映射
6.111	细胞组化染色	中性粒细胞碱性磷酸酶染色（N–ALP）阳性率 – 骨髓	数值	映射
6.112	细胞组化染色	中性粒细胞碱性磷酸酶染色（N–ALP）阳性指数 – 骨髓	数值	映射
6.113	细胞组化染色	铁染色 – 细胞外铁 – 骨髓	数值	映射
6.114	细胞组化染色	铁染色 – 铁粒幼红细胞阳性率 – 骨髓	数值	映射
6.115	铁代谢检测	检验日期	YYYY–MM–DD	映射
6.116	铁代谢检测	铁（Fe）	数值	映射

续表

序号	子模块	数据元名称	值域／数据类型	数据加工类型
6.117	铁代谢检测	转铁蛋白饱和度（TS）	数值	映射
6.118	铁代谢检测	铁饱和度（ISAT）	数值	映射
6.119	铁代谢检测	转铁蛋白（TRF）	数值	映射
6.120	铁代谢检测	铁蛋白（Ferr）	数值	映射
6.121	铁代谢检测	可溶性转铁蛋白受体（sTfR）	数值	映射
6.122	铁代谢检测	未饱和铁结合力（UIBC）	数值	映射
6.123	铁代谢检测	总铁结合力（TIBC）	数值	映射
6.124	叶酸检测	检验日期	YYYY-MM-DD	映射
6.125	叶酸检测	叶酸	数值	映射
6.126	维生素 B_{12} 检测	检验日期	YYYY-MM-DD	映射
6.127	维生素 B_{12} 检测	维生素 B_{12}	数值	映射
6.128	染色体断裂试验	检查日期	YYYY-MM-DD	映射
6.129	染色体断裂试验	染色体断裂试验	文本	结构化＋归一
6.130	彗星试验	检查日期	YYYY-MM-DD	映射
6.131	彗星试验	彗星试验	文本	结构化＋归一

7. 基因和分子生物学检查

模块名称	参考标准
7. 基因和分子生物学检查	再生障碍性贫血诊断与治疗中国专家共识（2017 年版）[5] BCSH Guidelines for the diagnosis and management of adult aplastic anaemia（Version 2015）[14] ISCN2013 [8]

序号	子模块	数据元名称	值域 / 数据类型	数据加工类型
7.1	既往基因检测	检查日期	YYYY-MM-DD	结构化
7.2	既往基因检测	基因名称	文本	结构化 + 归一
7.3	既往基因检测	标本类型	骨髓，外周血，脑脊液，淋巴结	结构化 + 归一
7.4	既往基因检测	是否基因突变	是，否，未知	结构化
7.5	既往基因检测	突变类型	缺失，重排，突变，易位等	结构化 + 归一
7.6	既往基因检测	检测方式	FISH，PCR 法，测序法等	结构化 + 归一
7.7	既往基因检测	是否阳性	是，否，未知	结构化
7.8	基因检测（测序法）	检查日期	YYYY-MM-DD	映射

序号	子模块	数据元名称	值域／数据类型	数据加工类型
7.9	基因检测（测序法）	标本类型	骨髓，外周血，口腔黏膜，淋巴细胞	映射
7.10	基因检测（测序法）	突变类型	缺失，重排，易位等	映射
7.11	基因检测（测序法）	突变频率	数值	映射
7.12	基因检测（测序法）	突变基因	文本	映射
7.13	基因检测（测序法）	转录本 ID	文本	映射
7.14	基因检测（测序法）	突变位置	文本	映射
7.15	基因检测（测序法）	核苷酸改变	文本	映射
7.16	基因检测（测序法）	氨基酸改变	文本	映射
7.17	基因检测（测序法）	DBSNP	文本	映射
7.18	基因检测（测序法）	结果分析	文本	映射
7.19	融合基因	检查日期	YYYY-MM-DD	映射
7.20	融合基因	检验套餐名称	文本	映射
7.21	融合基因	检验项目名称	文本	映射
7.22	融合基因	定性结果	文本	映射
7.23	融合基因	定量结果	数值	映射

续表

序号	子模块	数据元名称	值域／数据类型	数据加工类型
7.24	融合基因	定量结果单位	文本	映射
7.25	染色体 FISH 分析	检查日期	YYYY–MM–DD	映射
7.26	染色体 FISH 分析	标本类型	骨髓，外周血，脑脊液，淋巴结	映射
7.27	染色体 FISH 分析	检验套餐名称	文本	映射
7.28	染色体 FISH 分析	检测结果	文本	映射
7.29	染色体 FISH 分析	结论	文本	映射
7.30	染色体 FISH 分析	是否基因异常	是，否	结构化
7.31	染色体 FISH 分析	阳性基因	基因名称归一值	结构化 + 归一
7.32	染色体 FISH 分析	阳性百分率（%）	数值	结构化

8. 实验室检验

模块名称	参考标准
8. 实验室检验	国家卫生行业标准 WS 445.10—2014 电子病历检验检查记录[11] 观测指标标识符逻辑命名与编码系统 LOINC[10] 再生障碍性贫血诊断与治疗中国专家共识（2017 年版）[5] BCSH Guidelines for the diagnosis and management of adult aplastic anaemia（Version 2015）[14]

序号	数据元名称	值域／数据类型	数据加工类型
8.1	检验日期	YYYY-MM-DD	映射
8.2	检验项目名称	文本	映射
8.3	检验定性结果	文本	映射
8.4	检验定量结果	数值	映射
8.5	检验定量结果单位	文本	映射
8.6	检验结论	文本	映射

分类或套餐名	检验细项
尿常规	总蛋白（TP）- 尿液
尿常规	酸碱度（pH）- 尿液
尿常规	比重（SG）- 尿液
尿常规	葡萄糖（Glu）- 尿液
尿常规	白细胞计数（WBC#）- 尿液
尿常规	隐血（OB）- 尿液
尿常规	亚硝酸盐（NIT）- 尿液
尿常规	尿胆原（URO）- 尿液
尿常规	胆红素（BIL）- 尿液
尿常规	酮体（KET）- 尿液
尿常规	红细胞计数（RBC#）- 尿液
尿常规	上皮细胞计数（EC#）- 尿液
便常规	外观 - 粪便
便常规	颜色 - 粪便
便常规	隐血（OB）- 粪便
便常规	白细胞（镜检）- 粪便

续表

分类或套餐名	检验细项
便常规	红细胞（镜检）– 粪便
便常规	巨噬细胞 – 粪便
生化检查	丙氨酸氨基转移酶（ALT）
生化检查	天门冬氨酸氨基转移酶（AST）
生化检查	γ–谷氨酰基转移酶（GGT）
生化检查	直接胆红素（DBIL）
生化检查	间接胆红素（IBIL）
生化检查	白蛋白（ALB）
生化检查	球蛋白（GLO）
生化检查	总蛋白（TP）
生化检查	白蛋白 / 球蛋白比值（ALB/GLO）
生化检查	前白蛋白（PA）
生化检查	总胆汁酸（TBA）
生化检查	肌酐（Crea）
生化检查	尿素（Urea）
生化检查	尿素氮（BUN）

分类或套餐名	检验细项
生化检查	尿酸（UA）
生化检查	总胆固醇（TC）
生化检查	甘油三酯（TG）
生化检查	高密度脂蛋白胆固醇（HDL-C）
生化检查	低密度脂蛋白胆固醇（LDL-C）
生化检查	脂蛋白a（LPa）
生化检查	载脂蛋白AI（apoAI）
生化检查	载脂蛋白B（apoB）
生化检查	钾离子（K^+）
生化检查	钠离子（Na^+）
生化检查	氯离子（Cl^-）
生化检查	总钙（Ca）
生化检查	磷（P）
生化检查	镁离子（Mg^{2+}）
生化检查	葡萄糖（Glu）
生化检查	乳酸脱氢酶（LDH）

分类或套餐名	检验细项
生化检查	碱性磷酸酶（ALP）
生化检查	腺苷脱氨酶（ADA）
生化检查	胆碱酯酶（ChE）
生化检查	N 端脑钠肽前体（NT-ProBNP）
生化检查	脑钠肽（BNP）
生化检查	肌红蛋白（Mb）
生化检查	心肌肌钙蛋白 I（cTnI）
生化检查	同型半胱氨酸（HCY）
生化检查	肌酸激酶（CK）
生化检查	肌酸激酶同工酶 MB（CK-MB）
生化检查	α1 球蛋白百分比（α1-GLO%）
生化检查	α2 球蛋白百分比（α2-GLO%）
生化检查	β 球蛋白百分比（β-GLO%）
生化检查	γ 球蛋白百分比（γ-GLO%）
生化检查	α- 羟丁酸脱氢酶（α-HBDH）
溶血检查	血浆结合珠蛋白

续表

分类或套餐名	检验细项
溶血检查	血浆游离血红蛋白
溶血检查	酸溶血试验（Ham's）
溶血检查	冷凝激素试验 – 效价
溶血检查	冷凝激素试验 – 积分
溶血检查	库姆分型试验抗 IgG 血清 – 效价
溶血检查	库姆分型试验抗 IgG 血清 – 积分
溶血检查	库姆分型试验抗 C3 血清 – 效价
溶血检查	库姆分型试验抗 C3 血清 – 积分
溶血检查	库姆分型试验抗 IgM 血清 – 效价
溶血检查	库姆分型试验抗 IgM 血清 – 积分
溶血检查	库姆分型试验抗 IgA 血清 – 效价
溶血检查	库姆分型试验抗 IgA 血清 – 积分
溶血检查	直接抗人球蛋白试验 IgG1
溶血检查	库姆试验 IgG
溶血检查	库姆试验 C3d
溶血检查	库姆试验 Ct1

分类或套餐名	检验细项
免疫球蛋白检查	免疫球蛋白 G（IgG）
免疫球蛋白检查	免疫球蛋白 M（IgM）
免疫球蛋白检查	免疫球蛋白 A（IgA）
免疫球蛋白检查	免疫球蛋白 E（IgE）
免疫球蛋白检查	免疫球蛋白 D（IgD）
C 反应蛋白检测	C 反应蛋白（CRP）
类风湿因子检测	类风湿因子（RF）
抗链球菌溶血素 O 检测	抗链球菌溶血素 O（ASO）
红细胞沉降率测定	红细胞沉降率（ESR）
肿瘤标记物检查	甲胎蛋白（AFP）
肿瘤标记物检查	癌胚抗原（CEA）
肿瘤标记物检查	糖类抗原 CA199
肿瘤标记物检查	糖类抗原 CA125
肿瘤标记物检查	糖类抗原 CA153
肿瘤标记物检查	糖类抗原 CA50
肿瘤标记物检查	总前列腺特异性抗原（TPSA）

分类或套餐名	检验细项
肿瘤标记物检查	细胞角蛋白 19 片段（CYFRA21-1）
肿瘤标记物检查	β2 微球蛋白（β2-MG）
凝血检查	凝血酶时间（TT）
凝血检查	凝血酶原时间（PT）
凝血检查	活化部分凝血活酶时间（APTT）
凝血检查	凝血酶原国际标准化比值（PT-INR）
凝血检查	抗凝血酶Ⅲ活性（ATIII:A）
凝血检查	纤维蛋白原（Fbg）
凝血检查	D- 二聚体（D-Dimer）
凝血检查	纤维蛋白原降解产物（FDP）
细胞因子检查	肿瘤坏死因子 α（TNF-α）
细胞因子检查	白细胞介素 -6（IL-6）
细胞因子检查	白细胞介素 -1（IL-1）
细胞因子检查	白细胞介素 -2（IL-2）
细胞因子检查	白细胞介素 -4（IL-4）
细胞因子检查	白细胞介素 -10（IL-10）

分类或套餐名	检验细项
细胞因子检查	白细胞介素 -8（IL-8）
细胞因子检查	肿瘤坏死因子（TNF）
细胞因子检测	促红细胞生成素（EPO）
细胞因子检测	促血小板生成素 - 静脉血（TPO）
甲状腺功能检查	促甲状腺激素（TSH）
甲状腺功能检查	游离甲状腺素（FT4）
甲状腺功能检查	游离三碘甲状腺原氨酸（FT3）
甲状腺功能检查	总三碘甲状腺原氨酸（TT3）
甲状腺功能检查	总甲状腺素（TT4）
甲状腺功能检查	抗甲状腺微粒体抗体（TMAb）
甲状腺功能检查	抗甲状腺球蛋白抗体（TGAb）
甲状腺功能检查	甲状腺过氧化物酶抗体（TPO-Ab）
甲状腺功能检查	甲状腺球蛋白（TG）
ENA 抗体谱	抗 nRNP/Sm（ENA-nRNP/Sm）
ENA 抗体谱	抗 Sm 抗体
ENA 抗体谱	抗 SS-A/Ro 抗体

分类或套餐名	检验细项
ENA 抗体谱	抗 SS-B/ La 抗体
ENA 抗体谱	抗 RO-52 抗体
ENA 抗体谱	抗 Scl-70 抗体
ENA 抗体谱	抗 PM-SCL 抗体
ENA 抗体谱	抗 Jo-1 抗体
ENA 抗体谱	抗着丝点抗体
ENA 抗体谱	抗增殖细胞核抗原（PCNA）
ENA 抗体谱	抗双链 DNA
ENA 抗体谱	抗核小体
ENA 抗体谱	抗组蛋白（ENA-His）
ENA 抗体谱	抗核糖体 P 蛋白
ENA 抗体谱	抗线粒体 M2
ENA 抗体谱	抗核抗体（ANA）
ENA 抗体谱	抗 U1-RNP 抗体
ENA 抗体谱	抗 r-RNP 抗体
病毒相关检查	单纯疱疹病毒Ⅱ型抗体 IgM（HSV Ⅱ-IgM）

续表

分类或套餐名	检验细项
病毒相关检查	单纯疱疹病毒Ⅰ型抗体 IgM（HSV Ⅰ–IgM）
病毒相关检查	单纯疱疹病毒Ⅱ型抗体 IgG（HSV Ⅱ–IgG）
病毒相关检查	单纯疱疹病毒Ⅰ型抗体 IgG（HSV Ⅰ–IgG）
病毒相关检查	巨细胞病毒抗体 IgM（CMV–IgM）
病毒相关检查	巨细胞病毒抗体 IgG（CMV–IgG）
病毒相关检查	甲型肝炎病毒核心抗体（HAV–Ab）
病毒相关检查	乙型肝炎病毒核心抗体（HBV–cAb）
病毒相关检查	乙型肝炎病毒 e 抗原（HBV–eAg）
病毒相关检查	乙型肝炎病毒 e 抗体（HBV–eAb）
病毒相关检查	乙型肝炎病毒表面抗体（HBV–sAb）
病毒相关检查	乙型肝炎病毒 –DNA 定量（HBA–DNA）
病毒相关检查	乙型肝炎病毒表面抗原（HBV–sAg）
病毒相关检查	丙型肝炎病毒抗体（HCV–Ab）
病毒相关检查	人 T 细胞白血病病毒抗体（HTLV–Ab）
病毒相关检查	人类免疫缺陷病毒抗体（HIV–Ab）
病毒相关检查	梅毒抗体（TP–Ab）

续表

分类或套餐名	检验细项
病毒相关检查	HBV-DNA 定量
流式检验	CD34- 骨髓 - 静脉血
流式检验	CD34- 静脉血
流式检验	CD38- 骨髓
流式检验	CD117- 骨髓
流式检验	CD45- 骨髓
流式检验	HLA-DR- 骨髓
流式检验	CD13- 骨髓
流式检验	CD16- 骨髓
流式检验	CD11b- 骨髓
流式检验	CD7- 骨髓
流式检验	CD2- 骨髓
流式检验	CD5- 骨髓
流式检验	CD15- 骨髓
流式检验	CD3- 骨髓
流式检验	CD64- 骨髓

分类或套餐名	检验细项
流式检验	CD14– 骨髓
流式检验	CD35– 骨髓
流式检验	CD4– 骨髓
流式检验	CD8– 骨髓
流式检验	CD71– 骨髓
流式检验	CD105– 骨髓
流式检验	CD56– 骨髓
流式检验	CD19– 骨髓
流式检验	CD10– 骨髓
流式检验	免疫分型（CD 系列）–MDS/MPN 结论 – 骨髓
流式检验	CD3+CD4+ 辅助 / 诱导 T 淋巴细胞百分比（Th/Ti%）– 静脉血
流式检验	CD3+T 淋巴细胞百分比 – 静脉血
流式检验	CD3+CD8+ 抑制 / 细胞毒 T 淋巴细胞百分比（Ts/Tc%）– 静脉血
流式检验	CD3–CD16+CD56+ 自然杀伤细胞百分比（NK%）– 静脉血
流式检验	CD19+B 淋巴细胞百分比 – 静脉血
流式检验	CD3+CD16+CD56+ 自然杀伤 T 淋巴细胞百分比 – 静脉血

分类或套餐名	检验细项
流式检验	CD3+CD57+T-LGL 大颗粒 T 淋巴细胞百分比 – 静脉血
流式检验	CD19+CD38+CD34+CD10+CD45dimB 祖细胞百分比 – 骨髓
流式检验	CD4+CD25+ 调节 T 淋巴细胞百分比（T4reg%）– 静脉血
流式检验	CD4+/CD8+ 辅助 / 抑制 T 淋巴细胞比值（Th/Ts 比值）– 静脉血
流式检验	CD11+CD123–HLA-DR+ 髓系树突状细胞百分比 – 静脉血
流式检验	CD19+B 淋巴细胞百分比 – 骨髓
流式检验	CD3+T 淋巴细胞百分比 – 骨髓
流式检验	CD3–CD16+CD56+ 自然杀伤细胞百分比（NK%）– 骨髓
流式检验	CD4+/CD8+ 辅助 / 抑制 T 淋巴细胞比值（Th/Ts 比值）– 骨髓
流式检验	CD3+CD57+T-LGL 大颗粒 T 淋巴细胞百分比 – 骨髓
流式检验	CD3+CD4+ 辅助 / 诱导 T 淋巴细胞百分比（Th/Ti%）– 骨髓
流式检验	CD19+CD20+B 淋巴细胞百分比 – 静脉血
流式检验	CD4+CD25+ 调节 T 淋巴细胞百分比（T4reg%）– 骨髓
流式检验	CD34+ 造血干细胞百分比 – 静脉血
流式检验	CD34+ 造血干细胞百分比 – 骨髓
流式检验	CD3+CD8+ 抑制 / 细胞毒 T 淋巴细胞百分比（Ts/Tc%）– 骨髓

分类或套餐名	检验细项
流式检验	CD3+CD16+CD56+ 自然杀伤 T 淋巴细胞百分比 – 骨髓
流式检验	CD19+CD20+B 淋巴细胞百分比 – 骨髓
流式检验	成熟淋巴细胞占有核细胞百分比 – 骨髓
流式检验	淋巴细胞占有核细胞百分比 – 骨髓
流式检验	CD3+CD56+ 杀伤细胞百分比（CIK%）– 骨髓
流式检验	CD14+ 单核细胞百分比 – 静脉血
流式检验	CD11–CD123+HLA–DR+ 淋巴系树突状细胞百分比 – 静脉血
流式检验	成熟淋巴细胞占有核细胞百分比 – 静脉血
流式检验	淋巴细胞占有核细胞百分比 – 静脉血
流式检验	CD20+B 淋巴细胞百分比 – 静脉血
流式检验	CD3+CD56+ 杀伤细胞百分比（CIK%）– 静脉血
流式检验	CD4+CD25briCD127dim 淋巴细胞占 CD4+ 淋巴细胞百分比 – 静脉血
流式检验	异常细胞群占有核细胞的百分比 – 骨髓
流式检验	正常浆细胞占有核细胞的百分比 – 骨髓
流式检验	异常细胞群约占有核细胞的百分比 – 骨髓
流式检验	CD4+CD25briCD127dim 淋巴细胞占 CD4+ 淋巴细胞百分比 – 骨髓

续表

分类或套餐名	检验细项
流式检验	异常细胞群约占有核细胞的 – 静脉血
大颗粒淋巴细胞检测	CD57– 静脉血
大颗粒淋巴细胞检测	CD56– 静脉血
大颗粒淋巴细胞检测	CD3– 静脉血
大颗粒淋巴细胞检测	CD4– 静脉血
大颗粒淋巴细胞检测	CD8– 静脉血
大颗粒淋巴细胞检测	免疫分型 –LGL 检测结论
TCRV–β 检测	TCRV–β 检测结论
其他检验	文本

9. 物理检查

模块名称	参考标准
9. 物理检查	国家卫生行业标准 WS 445.10—2014 电子病历检验检查记录 [4] 再生障碍性贫血诊断与治疗中国专家共识（2017 年版）[5] BCSH Guidelines for the diagnosis and management of adult aplastic anaemia（Version 2015）[14]

序号	子模块	数据元名称	值域 / 数据类型	数据加工类型
9.1	X 线检查	检查日期	YYYY-MM-DD	映射
9.2	X 线检查	检查名称	文本	映射
9.3	X 线检查	检查部位	文本	映射
9.4	X 线检查	检查所见	文本	映射
9.5	X 线检查	检查结论	文本	映射
9.6	超声检查	检查日期	YYYY-MM-DD	映射
9.7	超声检查	检查名称	泌尿系超声，心脏超声，妇科超声等	映射
9.8	超声检查	检查部位	文本	映射

序号	子模块	数据元名称	值域/数据类型	数据加工类型
9.9	超声检查	检查所见	文本	映射
9.10	超声检查	检查结论	文本	映射
9.11	消化系统超声检查	是否肝肿大	是，否	结构化+归一
9.12	消化系统超声检查	是否脾肿大	是，否	结构化+归一
9.13	消化系统超声检查	肝上界	数值	结构化+归一
9.14	消化系统超声检查	肝肋下距离	数值	结构化+归一
9.15	消化系统超声检查	肝右叶最大斜径	数值	结构化+归一
9.16	消化系统超声检查	脾脏长度	数值	结构化+归一
9.17	消化系统超声检查	脾脏厚径	数值	结构化+归一
9.18	消化系统超声检查	脾脏面积指数	数值	结构化+归一
9.19	泌尿系超声检查	诊断	文本	结构化+归一
9.20	CT检查	检查日期	YYYY-MM-DD	映射
9.21	CT检查	检查部位	文本	映射
9.22	CT检查	检查所见	文本	映射
9.23	CT检查	检查结论	文本	映射

序号	子模块	数据元名称	值域 / 数据类型	数据加工类型
9.24	CT 检查	是否感染	是，否	结构化 + 归一
9.25	CT 检查	感染部位	文本	结构化 + 归一
9.26	CT 检查	是否肝肿大	是，否	结构化 + 归一
9.27	CT 检查	是否脾肿大	是，否	结构化 + 归一
9.28	MRI 检查	检查日期	YYYY-MM-DD	映射
9.29	MRI 检查	检查部位	文本	映射
9.30	MRI 检查	检查所见	文本	映射
9.31	MRI 检查	检查结论	文本	映射
9.32	MRI 检查	是否有感染	是，否	结构化 + 归一
9.33	MRI 检查	感染部位	文本	结构化 + 归一
9.34	MRI 检查	是否存在铁沉积	是，否	结构化 + 归一
9.35	MRI 检查	心脏 T2 STAR	数值	映射
9.36	MRI 检查	肝脏 T2 STAR	数值	映射
9.37	MRI 检查	胰腺 T2 STAR	数值	映射
9.38	MRI 检查	肾脏 T2 STAR	数值	映射

序号	子模块	数据元名称	值域／数据类型	数据加工类型
9.39	PET_CT 检查	检查日期	YYYY–MM–DD	映射
9.40	PET_CT 检查	检查名称	文本	映射
9.41	PET_CT 检查	检查部位	文本	映射
9.42	PET_CT 检查	检查所见	文本	映射
9.43	PET_CT 检查	检查结论	文本	映射
9.44	心电图检查	检查日期	YYYY–MM–DD	映射
9.45	心电图检查	QTC	数值	映射
9.46	心电图检查	检查名称	文本	映射
9.47	心电图检查	检查所见	文本	映射
9.48	心电图检查	检查结论	文本	映射
9.49	核素扫描	检查日期	YYYY–MM–DD	映射
9.50	核素扫描	检查名称	文本	映射
9.51	核素扫描	检查部位	文本	映射
9.52	核素扫描	检查所见	文本	映射
9.53	核素扫描	检查结论	文本	映射

续表

序号	子模块	数据元名称	值域 / 数据类型	数据加工类型
9.54	超声心动图	检查日期	YYYY–MM–DD	映射
9.55	超声心动图	检查名称	文本	映射
9.56	超声心动图	左室射血分数	数值	映射
9.57	超声心动图	检查所见	文本	映射
9.58	超声心动图	检查结论	文本	映射
9.59	其他检查	检查日期	YYYY–MM–DD	映射
9.60	其他检查	检查名称	文本	映射
9.61	其他检查	检查部位	文本	映射
9.62	其他检查	检查所见	文本	映射
9.63	其他检查	检查结论	文本	映射

10. 治疗及疗效评估

模块名称	参考标准
10. 治疗及疗效评估	国家卫生行业标准 WS 445.10—2014 电子病历住院医嘱[11] ATC 分类[12] 再生障碍性贫血诊断与治疗中国专家共识（2017 年版）[5] BCSH Guidelines for the diagnosis and management of adult aplastic anaemia（Version 2015）[14]

序号	子模块	数据元名称	值域 / 数据类型	数据加工类型
10.1	免疫抑制治疗	ATG 单次给药剂量	文本	映射
10.2	免疫抑制治疗	ATG 初次用药时间	YYYY-MM-DD	映射
10.3	免疫抑制治疗	ATG 给药频次	文本	映射
10.4	免疫抑制治疗	ALG 单次给药剂量	文本	映射
10.5	免疫抑制治疗	ALG 初次用药时间	YYYY-MM-DD	映射
10.6	免疫抑制治疗	ALG 给药频次	文本	映射
10.7	免疫抑制治疗	环磷酰胺单次给药剂量	文本	映射
10.8	免疫抑制治疗	环磷酰胺首次用药时间	YYYY-MM-DD	映射

续表

序号	子模块	数据元名称	值域／数据类型	数据加工类型
10.9	免疫抑制治疗	环磷酰胺给药频次	文本	映射
10.10	免疫抑制治疗	环孢素首次用药时间	YYYY-MM-DD	映射
10.11	免疫抑制治疗	环孢素给药剂量	文本	映射
10.12	免疫抑制治疗	环孢素给药频次	文本	映射
10.13	免疫抑制治疗	艾曲波帕剂量	文本	映射
10.14	免疫抑制治疗	艾曲波帕给药频次	文本	映射
10.15	免疫抑制治疗	TPO 剂量	文本	映射
10.16	免疫抑制治疗	TPO 首次用药时间	YYYY-MM-DD	映射
10.17	免疫抑制治疗	TPO 给药频次	文本	映射
10.18	输血支持治疗	悬浮红细胞日期	YYYY-MM-DD	映射
10.19	输血支持治疗	悬浮红细胞单位（U）	数值	映射
10.20	输血支持治疗	单采血小板日期	YYYY-MM-DD	映射
10.21	输血支持治疗	单采血小板治疗量	数值	映射
10.22	其他药物治疗	开始时间	YYYY-MM-DD	映射
10.23	其他药物治疗	结束时间	YYYY-MM-DD	映射

序号	子模块	数据元名称	值域／数据类型	数据加工类型
10.24	其他药物治疗	药物商品名	文本	映射
10.25	其他药物治疗	药物通用名	文本	映射
10.26	其他药物治疗	药物单次剂量	数值	映射
10.27	其他药物治疗	药物剂量单位	文本	映射
10.28	其他药物治疗	给药途径	口服，肌肉注射，静脉注射，静脉滴注，皮下注射，鞘内注射等	映射
10.29	其他药物治疗	用药频次	qd, bid, tid, qnh, qn, q12h, qod 等	映射
10.30	其他药物治疗	ATC 分类 II 级（治疗学）	ATC 代码	映射
10.31	其他药物治疗	ATC 分类 III 级（药理学）	ATC 代码	映射
10.32	其他药物治疗	ATC 分类 IV 级（化学）	ATC 代码	映射
10.33	造血干细胞移植	移植日期	YYYY-MM-DD	结构化
10.34	造血干细胞移植	移植方式	文本	结构化＋归一
10.35	造血干细胞移植	移植物	骨髓血／外周血／脐血／其他	结构化＋归一
10.36	造血干细胞移植	移植量	数值	结构化
10.37	造血干细胞移植	供者性别	男／女	结构化＋归一

序号	子模块	数据元名称	值域／数据类型	数据加工类型
10.38	造血干细胞移植	供者 ABO 血型	A/B/AB/O	结构化 + 归一
10.39	造血干细胞移植	供者 RH 血型	RH-/RH+	结构化 + 归一
10.40	造血干细胞移植	供者年龄（岁）	数值	结构化 + 归一
10.41	造血干细胞移植	受供关系	父母，兄弟姐妹，其他，无	结构化 + 归一
10.42	造血干细胞移植	HLA 配型	同基因／全相合／单倍体／非血缘／自体移植	结构化 + 归一
10.43	造血干细胞移植	HLA 基因配型	X/X	结构化 + 归一
10.44	治疗效果	疗效评价时间	YYYY-MM-DD	映射
10.45	治疗效果	血液学反应	NR，PR，CR	结构化 + 归一
10.46	治疗效果	治疗方案	文本	结构化 + 归一

11. 不良反应

模块名称	参考标准
11. 不良反应	CTCAE 5.0[13]

序号	子模块	数据元名称	值域／数据类型	数据加工类型
11.1	不良反应	不良事件名称	文本	逻辑计算
11.2	不良反应	是否经历任何不良事件	是，否	逻辑计算
11.3	不良反应	产生不良事件来源	药物治疗、手术、其他	逻辑计算
11.4	不良反应	不良事件开始时间	YYYY-MM-DD	逻辑计算
11.5	不良反应	不良事件结束时间	YYYY-MM-DD	逻辑计算
11.6	不良反应	不良事件分级	1级，2级，3级，4级	逻辑计算
11.7	不良反应	治疗变化	剂量不变，剂量减少，中断用药，终止用药	逻辑计算
11.8	不良反应	不良事件结局	恢复，稳定，恶化，死亡，其他	逻辑计算

参考文献

[1] European Group for Blood and Marrow Transplantation (EBMT) [DS/OL]. https://www.ebmt.org/registry/data-collection.

[2] SNOMED CT [DB/OL]. https://www.snomed.org/snomed-ct. Date of access:May 2,2018.

[3] Unified Medical Language System (UMLS) [DB/OL]. https://www.nlm.nih.gov/research/umls/ Date of access:May 2,2018.

[4] 中华人民共和国国家卫生部国家中医药管理局 . 电子病历基本架构与数据标准（试行）［S/OL］.（2010-02-22）［2020-06-10］. http://www.nhc.gov.cn/zwgkzt/ppxxhjs1/200912/45414.shtml.

[5] 付蓉 . 再生障碍性贫血诊断与治疗中国专家共识（2017 年版）[J]. 中华血液学杂志，2017,38(1)：1-5.

[6] International Classification of Diseases,Tenth Revision [DB/OL]. http://www.cdc.gov/nchs/icd/icd10.htm .2018.

[7] Eastern Cooperative Oncology Group. 体能状态评分 ECOG 评分法 [J/CD]. 中华普通外科文献：电子版 ,2012,6(6)：556.

[8] SIMONS A, SHAFFER L G, HASTINGS, R J. Cytogenetic Nomenclature: Changes in the ISCN 2013 Compared to the 2009 Edition[J]. Cytogenetic & Gename Research,2013, 141(1):1-6.

[9] 中华人民共和国国家卫生部国家中医药管理局 . 疾病分类与代码　非书资料：GB/T 14396—2016[S/OL].（2016-10-20）［2020-06-10］. http://www.nhc.gov.cn/mohwsbwstjxxzx/s8553/201610/59a02d2af7fa43bdb1dee1444418fe1f.shtml.

[10] Logical Observation Identifiers Names and Codes [DB/OL]. https://loinc.org/downloads/loinc-table/#users-guide .2018.

[11] 中华人民共和国国家卫生和计划生育委员会电子病历基本数据集第 14 部分：住院医嘱　非书资料：WS 445.14—2014［DS/OL］.（2014-06-20）［2020-06-10］. http://www.nhc.gov.cn/ewebeditor/uploadfile/2014/06/20140620112251294.PDF.

[12] Guidelines for ATC classification and DDD assignment 2013. WHO Collaborating Centre for Drug Statistics Methodology [DB/OL]. http://www.whocc.no .2018.

[13] Version 5.0. Common Terminology Criteria for Adverse Events [DB/OL]. https://ctep.cancer.gov/protocolDevelopment/electronic_applications/ctc.htm .2018.

[14] SALLY B Killick, NICK Bown, JAMIE Cavenagh, et al. Guidelines for the diagnosis and management of adult aplastic anaemia[J]. Br J Haematol , 2016, 172(2):187–207.